NOTICE

SUR LE

TRAITEMENT DES MALADIES

PAR

LES PURGATIFS.

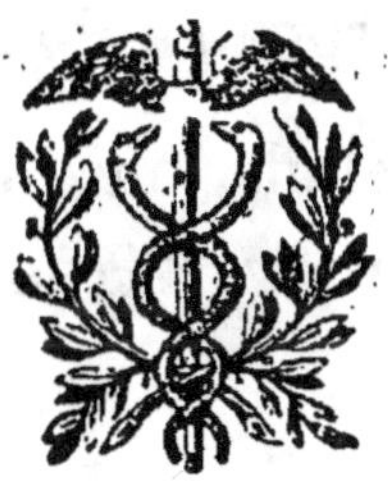

PARIS.

TYPOGRAPHIE DE BEAULÉ ET MAIGNAND
Rue Jacques de Brosse, 8, près l'Église Saint-Gervais,

—

1849

AVIS ESSENTIEL.

Les malades, auxquels les médicaments sont prescrits, doivent lire avec attention cette notice avant de commencer le traitement ; ils y trouveront les renseignements nécessaires pour le bien conduire. Il faut surtout ne pas confondre l'INSTRUCTION RELATIVE AU VOMI-PURGATIF, page 7, avec l'INSTRUCTION POUR LE PURGATIF, page 9.

Pour plus de détails, on doit consulter un des ouvrages publiés sur la MÉTHODE PURGATIVE.

NOTICE

SUR LE

TRAITEMENT DES MALADIES
Par les Purgatifs.

APERÇU DE LA MÉTHODE PURGATIVE.

La méthode purgative qui, depuis longtemps déjà, poursuit le cours de ses succès, est basée sur le raisonnement théorique et sur l'observation attentive des phénomènes qui se présentent dans les maladies.

Dans les ouvrages publiés sur la Méthode Purgative, on a démontré que les maladies si nombreuses qui attaquent l'espèce humaine ne peuvent être dues qu'à l'altération des humeurs, et que, par conséquent, le seul moyen de rétablir la santé, c'est de renouveler la masse humorale en remplaçant par des fluides sains, les humeurs altérées, viciées.

En effet, l'étude des fonctions animales nous apprend que le plus léger trouble qui vient les atteindre amène nécessairement une altération plus ou moins notable de leurs produits, c'est-à-dire des humeurs.

Par exemple, tout le monde sait que les aliments que nous prenons chaque jour pour réparer nos pertes, sont reçus dans l'estomac, puis dans les intestins, et que dans ces organes ils subissent un travail que l'on nomme digestion. Si cette fonction se fait bien elle fournit de bons fluides nourriciers pour réparer les pertes que nous faisons à chaque instant, et nos organes, sustentés convenablement, fonctionnent bien et donnent naissance à des humeurs saines. Mais si par une cause quelconque le travail de la digestion est troublé, il en résulte de mauvais matériaux nutritifs qui, par suite de leur absorption, altèrent le sang, portent la perturbation dans toutes les fonctions et produisent l'altération de toute la masse humorale.

Si l'on prenait une à une toutes les fonctions de l'économie, on arriverait nécessairement à la même conclusion ; car les fonctions troublées ne peuvent donner que des produits plus ou moins altérés.

Ayant reconnu que toutes les maladies sont des altérations d'humeurs, on est conduit nécessairement à cette conclusion que le traitement doit avoir pour objet d les purifier, et la purgation se présente en prem ère l gne our satisfaire à cette indication. En effe , tous les évac ants sont les véritables moyens à l'aide desquels ou peut espérer rétablir la pureté des hume rs, en exp lsant les vices, es venins qui menacent la vie. Mais, dira t on, par c tte médic tion on n'expulsera pas seu eme t les princip s m rbifiques qui ont porté le trouble et la perturbation dans l'écon mie. Il est certain que dans les matières évacuées il y aura autre chose que les éléments morbifiques qui ne peuvent être expulsés qu'avec les fluides qu'ils ont altérés ; mais en répétant les évacuants on expulse chaque fois une nouvelle quantité d'humeurs altérées qui sont remplacées par des fluides de moins en moins impurs ; de telle sorte qu'à chaque purgation la masse humorale se trouve améliorée, et en continuant le traitement, on ramène les fluides à l'état de pureté qui constitue la santé.

Le rétablissement de la santé est d'autant plus prompt et plus assuré que les purgations sont plus rapprochées ; en laissant entre elles de trop longs intervalles, l'épuration des humeurs e t plus lente, plus difficile et la guérison plus incertaine ; c'est surtout au début du traitement qu'il faut, autant que possible, purger plusieurs jours de suite, afin d'expulser dans un temps donné plus de fluides corrompus qu'il peut s'en former dans le même temps.

Les purgatifs doivent être employés avec assurance, avec confiance, et administrés plusieurs jours de suite à doses suffisantes pour déterminer au moins dix à douze évacuations. En général plus on met de hardiesse et d activité dans l'emploi des évacuants, plus on assure le succès du traitement. Et, chose remarquable et qui prouve bien que la purgation est parfaitement en harmonie avec les actes vitaux et le travail de nutrition, c'est que les forces se relèvent sous l'influence des purgatifs ; l'embonpoint revient ainsi que la fraîcheur et tous les autres signes de la santé.

Les personnes qui n'ont point observé les effets de la médication évacuante craignent surtout deux choses, l'inflammation, l'épuisement ; ces craintes sont mal fondées ; les douleurs, les vives coliques qui suivent l'emploi des évacuants ne sont pas dues à l'inflammation des intestins ; elles sont causées par les humeurs âcres, viciées, attirées vers le tube digestif ; et le meilleur moyen de les faire cesser, c'est de prendre une nouvelle dose qui, bien loin d'exaspérer les douleurs, les fait cesser, en rejetant au dehors les fluides viciés qui les produisaient.

RÉSUMÉ.

ARTICLE PREMIER.—DE LA SANTÉ.

La santé résulte du bon état des fluides, de l'intégrité de toutes les fonctions nécessaires à la vie.

ART. 2.—DE LA MALADIE.

La maladie est le résultat de l'altération des humeurs et du trouble des principales fonctions de l'économie.

ART. 3.—DU TRAITEMENT.

La guérison ne peut s'effectuer qu'en expulsant les fluides viciés dont la présence amène les troubles fonctionels, et en remplaçant ces fluides altérés par des humeurs pures, produites par une alimentation saine et modérée.

ART. 4.—MÉDICAMENTS.

Parmi tous les évacuants connus, ceux dits de Leroy nous paraissent mériter la préférence.

ART. 5.—DU VOMITIF.

Le vomitif se prend au commencement du traitement; son usage facilite beaucoup, en général, les effets du purgatif. Le médicament dont nous parlons est surtout indiqué dans les maladies des voies supérieures; quand l'estomac est embarrassé et particulièrement lorsque les purgatifs sont rejetés, passent difficilement ou opèrent peu.

ART. 6.—DU PURGATIF.

On doit *toujours* prendre le purgatif douze ou vingt-quatre heures après le vomitif, lorsque rien ne contre-indique ce dernier; et l'on prend, en général, trois à quatre doses purgatives contre une dose vomitive. Le purgatif est divisé en quatre degrés, selon la quantité de principe purgatif qu'il contient; le n° 1 est le plus faible; il est destiné aux enfants, aux personnes faibles et délicates, aux vieillards; les adultes doivent commencer par le n° 2. L'on ne doit passer à un degré supérieur que lorsque celui dont on fait usage n'opère plus suffisamment.

ART. 7.—ACTIVITÉ DU TRAITEMENT.

Les doses évacuantes, tant vomitives que purgatives, doivent être plus ou moins fréquentes, plus ou moins rapprochées, selon la gravité, la ténacité et l'ancienneté de la maladie.

ART. 8.—MALADIES RÉCENTES LÉGÈRES.

Lorsque la maladie est récente et peu grave, il suffit quelquefois d'un vomitif et de trois ou quatre purgatifs pour ramener la santé.

ART. 9.—MALADIES RÉCENTES GRAVES.

Dans le cas de maladies récentes présentant des symptômes graves, on doit donner au moins cinq doses par semaine, une de vomitif et quatre de purgatif.

ART. 10.—MALADIES RÉCENTES TRÈS GRAVES.

Quand les symptômes qu'on observe font craindre une terminaison fatale, prochaine, comme aussi dans le cas de vives souffrances, les doses doivent être rapprochées et répétées toutes les douze ou quinze heures, jusqu'à ce que l'état du malade soit amélioré ; alors on en revient au traitement indiqué à l'article précédent. Mais tant que les acciden s qui donnent des craintes n'ont pas disparu, on doit continuer en rapprochant les doses, et si même elles n'opéraient pas, et que le mal continuât et fit des progrès, il faudrait répéter les doses, lorsque le temps nécessaire pour obtenir des évacuations serait écoulé, par exemple, après cinq à six heures.

ART. 11.—MALADIES ANCIENNES OU CHRONIQUES

Les maladies chroniques ne réclament pas une médication bien active, parce qu'en général elles ne menacent pas la vie prochainement., mais le traitement doit être longtemps continué dans la proportion de quatre ou cinq doses par semaine ; car dans les affections anciennes les humeurs étant plus profondément altérées, il faut, pour que la guérison soit radicale, les renouveler entièrement, et pour y parvenir, on comprendra facilement que la purgation doit être continuée pendant un assez long espace de temps.

ART. 12.—MALADIES CHRONIQUES AVEC SYMPTÔMES GRAVES.

Quelquefois, dans le cours d'une affection chronique, des symptômes inquiétants surviennent et indiquent soit une aggravation du mal, soit une maladie nouvelle ; il faut, dans tous les cas, rapprocher les doses jusqu'à ce que l s symptômes graves aient disparu.

ART. 13.—PRÉPARATION, BOISSONS.

Le traitement évacuatif ne demande aucune préparation, ne réclame aucune tisane accessoire. Pendant que les doses opèrent, on ne doit boire que peu et *surtout ne jamais faire usage d'un liquide froid.*

ART. 14.—RÉGIME.

La médication purgative exige des aliments; mais il faut les choisir de bonne nature et les prendre en quantités modérées. Le régime doit être d'autant plus sévère que la maladie est plus grave.

INSTRUCTION POUR L'USAGE DU VOMI-PURGATIF (1).

Ce médicament, comme nous le disons dans le Résumé, est surtout utile lorsque les voies supérieures sont embarrassées, que les Purgatifs passent difficilement, sont rejetés ou opèrent peu ; il se prend habituellement au commencement du traitement, et ne demande aucune préparation ; mais la digestion du dernier repas doit être achevée, ce qui suppose au moins un intervalle de 8 heures ; on peut le prendre 4 heures après un bouillon ou un potage léger.

La dose ordinaire pour un adulte est d'une cuillerée à bouche ; mais on peut commencer par une dose moins forte ; les personnes faibles, les femmes délicates, les enfants, peuvent mitiger la dose en la mélangeant avec une double quantité de thé chaud et sucré. Ce mélange produit moins d'évacuations par le haut, mais plus par le bas.

Pour les enfans il faut commencer par une dose beaucoup plus faible, et cela en raison de l'âge, et toujours mitigée avec le thé. Pour un enfant de six à huit ans on doit commencer par une petite cuillerée à café du médicament et deux de thé.

---

(1) Le Vomi-Purgatif se trouble quelquefois dans la bouteille, mais sans perdre aucunement de sa qualité vomitive ; on peut le filtrer avant de le boire, en couvrant d'un linge le vase dans lequel on mesure la dose. On doit toujours bien boucher les bouteilles, les tenir renversées et à l'abri de la gelée.

Après une heure et demie, sept quarts d'heure au plus, si la dose n'a pas opéré on doit la répéter.

Lorsque l'on obtient, tant par le haut que par le bas, moins de six à huit évacuations, on doit augmenter un peu la dose suivante.

Plus les évacuations sont nombreuses et mieux cela vaut; mais si les vomissemens fatiguent beaucoup, on peut les arrêter en buvant, soit un peu de thé chaud, léger et sucré, soit une infusion légère de fleurs de mauve, de violette, de tilleul ou simplement de l'eau sucrée; ces boissons que l'on doit prendre aussi, lorsque la soif se fait sentir, font couler le médicament et provoquent des évacuations par les voies basses. Si, malgré cela, les vomissements continuaient et causaient beaucoup de malaises, on devrait prendre, pour les arrêter, soit un bouillon très chargé de graisse, soit un peu de beurre frais fondu.

Règle générale, le Vomi-Purgatif sera suivi vingt-quatre heures après, d'une dose purgative, à moins que la maladie ne soit très grave; dans ce cas l'article 10 du Résumé indique la manière de se conduire.

Quand le malade se croira quitte des effets de la dose, lorsque les vomissemens seront arrêtés depuis une heure ou deux, il pourra prendre des alimens, en s'en tenant d'abord à du bouillon, qu'il devra même couper, pour commencer.

INSTRUCTION POUR L'USAGE DU PURGATIF.

Le Purgatif se prend, *en général*, vingt-quatre heures après une dose vomitive, sans aucune autre préparation que de laisser un intervalle de six heures environ, depuis le dernier repas.

Il y a quatre numéros ou degrés: le numéro un est le plus faible, il est destiné aux enfans, aux vieillards et aux personnes faibles, délicates, d'une extrême sensibilité; le numéro quatre est le plus fort, le plus actif.

Les adultes doivent commencer leur traitement par le numéro deux ou deuxième degré; la dose ordinaire est de deux cuillerées à boushe ; mais on peut prendre une dose plus faible, une cuillerée et demie. ou une seulement si l'on veut; c'est la quantité que l'on donne à un enfant de huit à dix ans.

Après avoir bien agité la bouteil e, on mesure la dose dans un verre bien essuyé, pour la prendre en une seule fois.

Si la quantité prise procure moins de dix à douze évacuations, on doit l'augmenter d'une demi-cuillerée ou d'une cuillerée, selon les effets obtenus; et si, portée à quatre cuillerées, la dose ne donnait pas les effets voulus, il faudrait prendre un degré supérieur pour ne pas être obligé de porter la dose à un trop grand volume. On commencerait d'abord par une quantité un peu moindre que celle du degré que l'on quitte; puis on augmenterait, s'il était nécessaire, d'après les effets qu'on obtiendrait.

Si le Purgatif était rejeté sans opérer, on devrait prendre une dose de Vomitif le lendemain.

Lorsque la dose a opéré plusieurs fois, le malade peut boire, mais pour satisfaire sa soif seulement, les boissons indiquées ci-dessus pour le Vomitif ou bien du bouillon maigre, du bouillon gras coupé, du petit lait ou de l'eau panée; toutes ces boissons doivent être prises tièdes pendant que la dose opère, ainsi qu'on l'a dit.

Il arrive quelquefois que les doses portées à un très grand volume restent presque sans effet; dans ce cas, au lieu de continuer à les augmenter, il faut les diminuer; l'expérience nous a appris que souvent, une faible dose du numéro deux opère plus que six à huit cuillerées du numéro quatre ou quatrième degré. Nous avons même observé de très bons effets d'un mélange de thé et de Purgatif à peu près comme il est indiqué pour le Vomitif; il est indifférent que le thé soit froid ou chaud; seulement on doit avoir l'attention de ne faire le mélange qu'au moment d'avaler la dose. On peut aussi en varier les proportions selon les effets que l'on obtient.

Lorsque la répugnance pour les évacuans est trop forte, on se trouve bien, selon le conseil de Le Roy, de prendre *avant* et *après* la dose un peu de SIRO-AROMATISÉ. Ce sirop neutralisant les *renvois* ou *rapports*, le dégoût est diminué et la dose pa se mieux.

DU RÉGIME PENDANT LA PURGATION.

Le traitement selon la Méthode Purgative ne comporte pas l'abstinence : il faut prendre de la nourriture pour soutenir les forces et remplacer les pertes provoquées par les évacuans, puisque c'est en remplaçant les fluides altérés par des fluides sains, fournis par une bonne nutrition, que l'on opère la guérison; mais il faut s'observer et manger avec modération, surtout lorsque les fonctions digestives se font mal.

Il n'y a rien d'absolu pour le choix des alimens ni pour la quantité que l'on doit en prendre; tout cela est relatif aux dispositions du malade; tout ce qu'il digère bien il peut le prendre; mais en général les alimens sous forme liquide ou demi-liquide, comme le bouillon gras, les soupes grasses ou maigres, puis ensuite les viandes rôties, bouillies ou grillées, sont les aliments qui conviennent le mieux; mais c'est surtout le bouillon gras, le bouillon de viande de bœuf, qu'il convient de prendre un jour de purgation.

Après avoir pris une dose soit Vomitive soit Purgative, il faut en attendre les effets; et lorsqu'on les croit terminés, avant de prendre des alimens un peu substantiels, on prend du bouillon gras léger; s'il passe bien on le répète quelque temps après; un peu plus tard on prend un léger potage; et enfin, lorsqu'on se croit tout-à-fait quitte des effets du médicament, on fait un repas modéré avec les aliments qui plaisent le plus et que l'on sait digérer le mieux; ayant toutefois l'attention de s'abstenir d'aliments crus, de mets trop composés, comme les sauces trop épicées, etc.; les légumes, même cuits, conviennent peu en général.

Les personnes qui aiment le lait peuvent en faire usage et le prendre soit pur soit en soupe; c'est un bon aliment lorsqu'on le digère.

Quant aux boissons, il faut prendre peu de vin pur, pas de café ni de liqueur. Quelquefois, surtout au début du traitement, on éprouve une soif très vive; après que les évacuations ont eu lieu et que le malade a pris quelques aliments, il peut user de ses boissons habituelles et prendre soit de l'eau rougie, soit de l'eau panée avec ou sans vin, du thé léger, de l'eau sucrée, ou toute autre boisson, sans s'assujétir à boire chaud, si ce n'était pas son goût.